HISTOIRE
ABRÉGÉE
DE LA
SAINTE ROBE,

Qu'on révère dans l'Eglise du Monastere Royal des Religieux Bénédictins d'Argenteuil.

Avec l'Office de la Sainte Robe.

Par un Religieux de la Congrégation de Saint Maur.

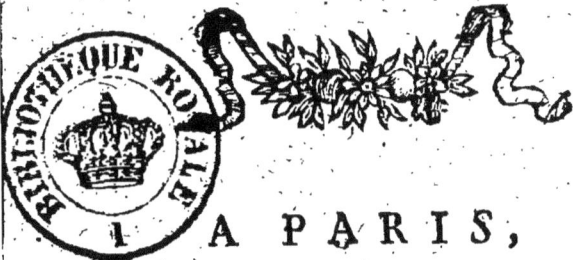

A PARIS,

Chez GUEFFIER , rue de la Harpe , à la Liberté.

M. DCC. LXVIII.

Avec Approbation, & Privilége du Roi.

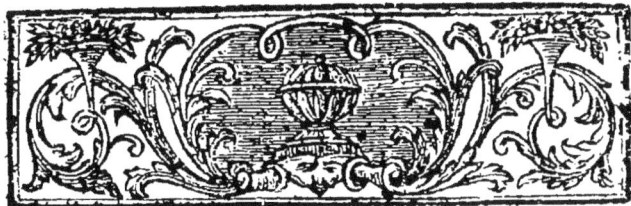

HISTOIRE
ABRÉGÉE
DE LA SAINTE ROBE,

Qu'on révére dans l'Église du Monastere Royal des Religieux Bénédictins d'Argenteuil.

LA Sainte Robe qu'on révére à Argenteuil, est la Tunique sans couture que Notre-Seigneur Jesus-Christ portoit immédiatement sur sa chair, en sorte que c'étoit le premier voile dont il couvroit son Humanité sainte. Elle est de laine, de couleur de rose seche & faite sur le métier, & non pas tricottée ni à l'éguille, comme quelques-uns pensent. (a) On peut raisonnablement croire, avec bien des Auteurs, que c'est un ouvrage de la Sainte Vierge, & qu'elle croissoit à mesure que Jesus-Christ croissoit.

Mais ce qui est plus assuré & qui rend ce vêtement plus précieux, c'est que comme il a eu part à la gloire de la Transfiguration du Fils de Dieu, où ses habits devinrent plus

(a) *Eutimius, Baronius, Baron. ex Greg. Tur.*

A ij

brillans que la lumiere ; il a auffi participé à
l'ignominie de fa mort , & a été plufieurs
fois trempé du fang qui a été le prix du falut
de tous les hommes , puifqu'on en revêtit
Jefus-Chrift tout déchiré de coups de fouets,
& tout couvert de fon fang, & qu'on l'en dé-
pouilla en renouvellant toutes fes playes ,
pour l attacher à la Croix. Cette robe fut
enfin le butin des Soldats , qui ne la voulant
pas déchirer , jetterent au fort à qui l'auroit.

Cette fainte tunique étant échue par fort
à un de ces Soldats , les Chrétiens la rache-
terent , & elle fut mife dans un lieu fort fe-
cret d'une Eglife des Anges qui étoit dans la
Galatie , à cinquante lieues de Conftantinople , où elle demeura jufqu'en l'an 590 ou
environ.

Les Perfes firent une cruelle irruption dans
cette Province, auffi bien que dans l'Armé-
nie dont elle eft voifine ; & ayant pillé &
brûlé les Eglifes , la fainte Robe fut portée à
Zaphad qui eft dans la Paleftine , & qui fe
nomme aujourd'hui Japha , où (a) felon tous
les Hiftoriens , elle fut trouvée l'an 594, &
d'où après un jeûne de trois jours , elle fut
tranfportée à Jérufalem avec beaucoup de
folemnité par les trois Patriarches d'Antio-
che, de Jérufalem & de Conftantinople. Les
Auteurs remarquent que le coffre de marbre
où elle étoit, devint auffi léger que s'il n'eût
été que de bois.

Cette fainte Relique , (fi Heraclius ne l'a-
voit point tranfportée à Conftantinople avec
la fainte Croix l'an 633 , (b) demeura à Je-

(a) *Greg. I. de gloria Martyr. c.* 8.

(b, *Fredegaire , Aimoin , Sigebert , &c.*

rufalem jufqu'en l'an 800 ou environ que l'Impératrice Irene, connoiffant la pieufe affection que le Roi Charlemagne avoit pour ces facrées dépouilles, lui envoya celle-ci comme ce qu'elle avoit de plus précieux.

Charlemagne reçut ce riche & facré don avec toute la joie & tout le refpect qu'on devoit attendre de fa piété; & comme il avoit mis depuis peu fa fille Theodrade avec fa fœur Gifele, & plufieurs autres Princeffes dans l'Abbaye d'Argenteuil, que les Religieux de S. Denis lui avoient cédée, il crut qu'il ne pouvoit faire à fes faintes Filles un préfent plus digne de leur dévotion que cette fainte Robe, & qu'auffi il ne la pouvoit mettre dans un lieu où elle fut plus révérée Cet Empereur la fit donc porter à Argenteuil, l'accompagnant lui-même avec un grand nombre de Prélats & toute la Nobleffe de la Cour. Elle y arriva à une heure après-midi, & d'abord elle fut dépofée dans l'Eglife de la Paroiffe, en mémoire dequoi on fonne encore tous les jours à la même heure trois coups de cloche, qui marquent auffi les pardons de l'*Angelus*, depuis qu'ils ont été inftitués.

Après qu'elle eut repofé dans cette Eglife, on la porta dans celle de l'Abbaye, où elle fut reçue de ces faintes & nobles Filles avec une joie & une dévotion qui ne fe peut exprimer.

Elles la conferverent avec tout le refpect & tout le foin poffible, jufqu'environ l'an 850 (*a*) que les Normands étant entrés bien

(a) *Du Tillet, Chr. an* 846. *&c. Dupleix en l'Hiftoire de Charles le Chauve.*   A iij avant dans la France, pillant & brûlant les Eglifes jufqu'aux portes de Paris où ils mirent le feu à l'Abbaye de Saint Germain des Prez ; ces infideles faccagerent & détruifirent entierement le Monaftere d'Argenteuil, & les Religieufes fe retirerent après avoir caché dans une muraille la facrée Tunique de Notre-Seigneur.

L'Abbaye d'Argenteuil demeura fous fes ruines près de deux cens ans, c'eft-à-dire, jufqu'environ l'an 1000 (*a*) que la Reine Adelhaïs ou Alis, femme de Hugues Capet, & mere du Roi Robert, la rétablit parfaitement, & y affembla un grand nombre de Filles qu'elle trouva difpofées à bien obferver la Regle de S. Benoît, faifant confacrer l'Eglife fous le nom de la bienheureufe Vierge. Mais comme cette Abbaye devoit par fa premiere fondation dépendre de celle de Saint Denis, l'Abbé Suger (*b*) en fit fortir les Religieufes l'an 1129, & y mit de fes Religieux.

Cependant la fainte Robe demeura toujours cachée jufqu'en l'an 1156, que Dieu ayant révélé & fait connoître à un Religieux, foit par un ange ou par quelque lumiere extraordinaire, le lieu où elle étoit, elle en fut tirée par l'Archevêque de Rouen nommé Hugues. (*c*) Le Roi Louis le Jeune fe trouva à cette cérémonie avec tous les Seigneurs de fa Cour ; & cet Archevêque, accompagné de plufieurs autres Prélats, déploya ce facré vêtement ; & après lui avoir rendu fes,

(a) *Helgaud. in vita Roberti.*
(b) *Acta Sugerii.*
(c) *L'Acte de Hugues Archevêque.*

respects, le fit voir à une foule incroyable de peuple, qui ne pouvoit assez témoigner sa dévotion & sa joie.

(*a*) Quelque temps après cette heureuse découverte, un Cavalier voulut en couper un morceau ; mais il fut à l'instant saisi d'une frayeur & d'une maladie mortelle, dont il ne guérit qu'après avoir beaucoup pleuré son péché.

Depuis ce temps-là la sainte Robe a été religieusement conservée dans ce Monastere ; les Rois Henri III & Louis XIII, les Reines Marie de Medicis, Anne d'Autriche, & la Reine d'Angleterre, les Cardinaux Eudes de Tuscule, de Berule & de Richelieu, plusieurs Archevêques, principalement de Sens & de Paris, & plusieurs autres personnes du premier rang ont été la révérer, & où elle est encore aujourd'hui l'objet de la dévotion de tous les peuples qui y trouvent un secours assuré dans toutes leurs infirmités spirituelles & corporelles.

Quelques années après, son Altesse Mademoiselle de Guise ayant fait présent d'une belle Châsse de vermeil doré, enrichie de quantité de pierres précieuses, se rendit à Argenteuil le 22 Octobre 1680, accompagnée de leurs Altesses Madame de Guise, Madame l'Abbesse de Montmartre, Mademoiselle d'Harcourt, lesquelles, suivies de leurs Officiers, assisterent à la Translation qui se fit de la sainte Robe, de l'ancienne Châsse de bois où elle avoit été conservée jusqu'alors dans ce Reliquaire.

(*a*) *La Profe de la sainte Robe.*

A iv

On a marqué à la fin de l'Hiſtoire de la ſainte Robe, pluſieurs perſonnes qui ont été guéries de toutes ſortes de maladies, par la vertu de cette ſacrée Relique.

Une jeune Demoiſelle qui étoit paralytique des jambes depuis pluſieurs années, y a été parfaitement guérie le cinquieme jour de ſa neuvaine.

La femme du Sieur Oncle y reçut la liberté & l'uſage de ſes membres, dont il y avoit cinq mois qu'elle étoit percluſe.

Une autre femme, qui eſt du village d'Armont, après avoir été cinq ans ſans ſe pouvoir remuer, eſt guérie en mettant une chemiſe qui avoit touché à la ſainte Robe.

Le ſieur Gaucher, Chef d'Echanſonnerie de la Reine Mere, fut guéri en la même maniere d'un rhumatiſme, qui lui cauſoit de violentes douleurs, & des contorſions de pieds & de mains.

Un nommé Ceſar Plinchot, qu'une mauvaiſe ſaignée avoit rendu perclus d'un bras, & enſuite de tous ſes membres, reçut la ſanté dès le premier jour qu'il fit ſes prieres à Dieu devant la ſainte Robe.

Un jeune enfant nommé Pierre Renard, à qui la ſubſtance même des yeux étoit corrompue, recouvra la vue à l'inſtant qu'on lui eût mis ſur les yeux un linge qu'on avoit fait toucher à la ſainte Robe.

Claude Pilan de Menelé avoit auſſi entierement perdu la vue, & elle lui fut renduе dès qu'il eût fait vœu d'aller à Argenteuil révérer la ſainte Robe.

Une jeune Demoiſelle de Paris, nommée

Marie Renée le Feron, ayant perdu entiérement l'œil gauche, eut recours à la sainte Robe, & son œil fut rétabli en son premier état.

Un homme d'Argenteuil, nommé Jean de la Place, ayant eu une fievre qui lui fit perdre la vue, & étant demeuré aveugle pendant un an, il la recouvra le cinquieme Vendredi des neuf neuvaines qu'il fit devant la sainte Robe.

La femme de Jean Morin, d'Argenteuil, fut guérie d'une perte de sang en baisant la sainte Robe.

Claude Prevôt de Bagnolet, Guillaume Audoart, Philippe Michel, Etienne Dreux d'Argenteuil, ont été guéris de l'hydropisie par la vertu de le sainte Robe.

Monsieur Patu, Docteur & Doyen de Sorbonne, alla faire ses prieres devant la sainte Robe, & il s'en retourna guéri d'un fâcheux éréfipele qu'il avoit au visage.

Le nombre des guérisons miraculeuses que Dieu a opérées & opére encore tous les jours par la vertu de la Robe de son Fils, est si grand, qu'il seroit trop long de les rapporter toutes. Celles que nous venons de rapporter sur de fideles témoignages, suffiront pour faire connoître que si la Robe de Notre-Seigneur étoit l'instrument de sa puissance, & guérissoit tous ceux qui la touchoient pendant sa vie mortelle, elle n'a pas moins de vertu, & elle n'opére pas moins de guérisons à présent qu'il est dans la gloire où il vit & regne pour jamais.

OFFICE

DE LA

SAINTE ROBE

DE N. S. JESUS-CHRIST.

A MATINES.

SEigneur ouvrez mes levres, & ma bouche annoncera vos louanges.

O Dieu ! venez à mon aide, Hâtez-vous, Seigneur, de me secourir.

Gloire soit au Pere, au Fils & au Saint-Esprit ; & qu'elle soit telle aujourd'hui & toujours, & dans les siecles des siecles, qu'elle a été dans le commencement & dans toute l'éternité. Ainsi soit-il. Louez le Seigneur.

Invitatoire. Venez, adorons Jesus-Christ.

Hymne.

ESprit Saint, feu de l'Empirée,
Embrases-nous de ta ferveur,
Pour benir la Robe sacrée
De l'Homme-Dieu notre Sauveur.

Faifant naître ce Fils unique,
Tu le couvris d'un corps mortel ;
Et fa Mere fit la Tunique
Qui vêtit ce Fils immortel.

Tunique faite fans couture ,
Qui par des miracles divers ,
Fait connoître dans la nature,
Ce grand Seigneur de l'Univers.

Trinité , que les Cieux t'adorent
Dans un profond abaiffement,
Et que tous les Chrétiens honorent
De Jefus le faint vêtement. Ainfi foit-il.

Antienne. Revêtez-vous de N. S. Jefus-
Chrift.

Pfeaume 29.

LE Seigneur regne , il eft revêtu de gloire, le Seigneur s'eft revêtu de force, il s'eft ceint , & a pris fes armes.

Son regne affermit le monde , & l'empê-che d'être déformais agité & ébranlé.

Votre Trône , Seigneur , eft établi dès l'éternité , comme vous êtes avant tous les temps.

Gloire foit au Pere , au Fils , &c.

Ant. Revêtez-vous de N. S. Jefus-Chrift.

Antienne. Son vêtement eft la force & la beauté même.

Pfeaume 11.

ILS ont percé mes mains & mes pieds : ils ont compté tous mes os.

Ils m'ont confidéré & regardé : ils ont partagé mes vêtemens , & ils ont jetté ma Robe au fort. A vj

Mais vous, Seigneur, n'éloignez point votre secours de moi : soyez attentif à me défendre.

Gloire soit au Pere, &c.

Antienne. Son vêtement est la force & la beauté même.

Ant. Il est revêtu de lumiere comme d'un vêtement.

Pseaume 103.

O Mon ame, benis le Seigneur : Seigneur mon Dieu, que votre grandeur est élevée.

Vous êtes revêtu d'honneur & de gloire : vous êtes couvert de gloire comme d'un vêtement.

Seigneur, que vos ouvrages sont admirables : la terre est pleine de vos richesses.

Gloire soit au Pere, &c.

Antienne. Il est revêtu de lumiere comme d'un vêtement.

℣. Ils ont partagé entr'eux mes vêtemens.

℞. Et ils ont jetté ma Robe au sort.

Absolution. Seigneur Jesus-Christ, exaucez les prieres de vos serviteurs, & ayez pitié de nous, vous qui vivez & regnez avec le Pere & le Saint-Esprit dans tous les siecles des siecles. Ainsi soit-il.

℣. Donnez-moi votre bénédiction.

Bénédiction. Que le Pere Eternel vous bénisse d'une bénédiction éternelle.

LEÇON I. *du Cantique d'Isaïe,* Chap. 65.

QUI est celui qui vient d'Edom, qui vient de Bosra avec sa robe teinte de rouge, qui éclate dans la beauté de ses vê-

temens, & qui marche avec une force toute-
puissante ? C'est moi dont la parole est une
parole de justice , qui vient pour défendre
& pour sauver. Et vous, Seigneur , ayez pitié de nous.

℟. Il étoit vêtu d'une Robe teinte de sang ,
* & il s'appelle le Verbe de Dieu.

℣. Il est le Prince des Rois de la terre ,
qui nous a aimé , & nous a lavé de nos péchés dans son sang. * Et il s'appelle le Verbe
de Dieu.

℣. Donnez-moi votre bénédiction.

Bénédiction. Que le Fils unique de Dieu
vous daigne bénir & assister. Ainsi soit-il.

LEÇON II. *Sermon de Saint Augustin , sur*
le Pseaume. 21.

ILS ont jetté le sort de ma Robe. C'étoit ,
comme le rapporte l'Evangéliste , une
Robe qui étoit toute d'un tissu sans couture.
Quelle est cette Robe sans couture , sinon
la charité , que nulle créature ne sauroit
diviser ? Quelle est cette Robe , sinon l'u-
nité ? Elle fut jettée au sort , & personne
n'entreprit de la partager. Les Hérétiques
ont pu diviser & partager les Sacremens ;
mais ils n'ont pu diviser la charité. Et parce
qu'ils ne l'ont pu diviser , ils s'en sont sépa-
rés , & elle est demeurée toute entiere. Et
vous , Seigneur , ayez pitié de nous.

℟. Les Soldats prirent aussi sa Tunique ;
& comme elle étoit sans couture , & d'un
seul tissu depuis le haut jusqu'en bas , ils dirent entr'eux : ne la coupons point, † mais
jettons au sort à qui l'aura.

(a) ℣. Afin que l'Ecriture fût accomplie. Ne la coupons point, ˟mais jettons
au sort à qui l'aura.

℣. Donnez-moi votre bénédiction.

Bénédiction. Que la grace du Saint-Esprit illumine notre esprit & notre cœur.

Ainsi soit il.

LEÇON III. *Sermon* 35 *de S. Pierre Chrysol.*

CETTE femme, en touchant le bord du
vêtement de Jesus-Christ, a pénétré
dans le cœur de Dieu; & sa foi, par un
pieux larcin, en prenant l'extrémité de cette
Robe, s'est comme rendue maîtresse de la
vertu du Tout-puissant. Voyez donc, mes
freres, comment toute la plénitude des dons
de Dieu & toute la vertu de ce Divin Chef,
ont découlé sur le bord de ce vêtement. Ce
n'étoit donc pas sans dessein que cette femme s'empressoit de toucher le bord de la
Robe de Jesus-Christ. Elle savoit qu'elle
trouveroit dans ce Mystere caché le remede
à sa maladie. Et vous, Seigneur, ayez
pitié de nous.

℟. Une femme qui depuis douze ans
avoit une perte de sang, s'approcha de lui
par derriere, & toucha le bord de sa Robe. Car elle disoit en elle-même : Si je puis
seulement toucher son vêtement, je serai
guérie.

℣. Jesus se retournant & la voyant, lui
dit : ma fille, ayez confiance, votre foi
vous a guérie. Car elle disoit en elle-même :
Si je puis seulement toucher son vêtement,
je serai guérie.

(a) *S. Jean, Chap.* 18.

Gloire ſoit au Pere , &c. Je ſerai guérie.

A LAUDES.

ODieu , venez à mon aide. Hâtez-vous ,
Seigneur , de me ſecourir :

Gloire ſoit au Pere, &c. Louez le Seigneur.

Antienne. Louez le Seigneur.

Pſeaume 102.

OMon ame , benis le Seigneur , & que
toutes mes entrailles louent ſon Saint
Nom.

O mon ame, benis le Seigneur, & n'oublie
jamais toutes les graces que tu as reçues de
lui.

C'eſt lui qui te pardonne toutes tes offen-
ſes , c'eſt lui qui guérit toutes tes maladies.

Gloire ſoit au Pere , &c.

Antienne. Louez le Seigneur.

Petit Chapitre.

MES Freres , revêtez-vous de Notre-
Seigneur Jeſus-Chriſt , & ne cher-
chez pas à contenter votre cupidité en ſa-
tisfaiſant ſes deſirs déréglés.

℟. Rendons graces à Dieu.

Hymne.

PEUPLE François , que ta foi pure
Confeſſe la grande vertu
De la Tunique ſans couture
Dont Jeſus-Chriſt s'eſt revêtu.

Fais retentir par tout le monde
Tant de bienfaits miraculeux ,
Dont elle eſt la ſource féconde ,
A tous ceux qui lui font des vœux.

Elle n'eſt pas moins favorable
Aux dévôts qui vont la chercher ,
Qu'à ce grand nombre d'incurables ,

Qui fur Jefus l'ont pu toucher.

Trinité, que les Cieux t'adorent
Dans un profond abaiffement ,
Et que tous les Chrétiens honorent
De Jefus le faint vêtement. ℟. Ainfi foit-il.

℣. Le Seigneur m'a vêtu du vêtemeut de
falut.

℟. Et il m'a entouré du vêtement de juftice.

(a) *Antienne.* En quelque lieu que Jefus
entrât , foit dans les Bourgs ou dans les Vil-
les , ou dans les Villages , ils mettoieni les
malades hors des maifons , & le prioient
qu'il leur permit de toucher feulement le
bord de fa Robe , & tous ceux qui le touchoient , étoient guéris.

Prions.

Dieu Tout-Puiffant qui feul avez le
pouvoir de faire des miracles , renou-
vellez , s'il vous plaît , en faveur de ceux
qui honorent la Robe de votre Fils , les
merveilles qu'il a opérés pendant fa vie fur
ceux qui avec une vive foi touchoient le
bord de ce facré vêtement , afin que recon-
noiffant votre puiffance & votre bonté , ils
louent éternellement votre faint Nom. Par
le même Jefus-Chrift , &c.

A PRIME.

O Dieu , venez à mon aide ! Hâtez-vous
Seigneur , de me fecourir.
Gloire foit , &c. Louez le Seigneur.

Hymne.

D'Un clair rayon de ta lumiere,
Jefus pour nous transfiguré,
Verfe en nous le don de priere,
Et rends notre efprit épuré.

(a) *Marc.* 6.

Que cette lumineuse flâme,
Sorte de nous jusqu'au dehors :
Ainsi que sortant de ton ame,
Elle fut l'habit de ton corps.

Trinité que les Cieux t'adorent, &c.

(a) *Antienne.* Pendant que Jesus faisoit sa priere, son visage parut tout autre, & sa Robe devint blanche & toute éclatante de lumiere.

℣. Le Seigneur l'a aimé, & il l'a revêtu.
℟. Il l'a revêtu de la Robe de gloire.

Prions.

ACCORDEZ-NOUS, Dieu Tout-Puissant, que rendant en terre avec dévotion nos vœux & nos respects à la Robe sans couture de Notre-Seigneur Jesus-Christ, nous méritions d'être revêtus par lui de gloire, & du vêtement de l'immortalité dans les Cieux, où il vit & regne avec vous dans l'unité du Saint-Esprit, &c.

℟. Ainsi soit-il.

A TIERCE.

O Dieu, venez à mon aide ! Hâtez-vous Seigneur, de me secourir.
Gloire soit au Pere, au Fils, &c. Louez le Seigneur.

Hymne.

SOUVIENS-TOI, Vierge fortunée,
Qu'avec le travail du fuseau,
Tu fis la Robe destinée
A ton Fils sortant du berceau.

(a) S. Luc. 9.

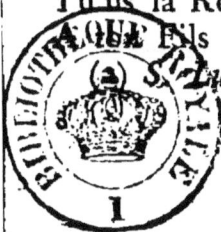

Prépare une robe de gloire
Dans le Ciel à tous ses enfans,
Et que d'eux-mêmes la victoire,
Les y conduise triomphans.

Trinité, que les Cieux t'adorent, &c.

(a) *Antienne.* Sa mere lui faisoit une petite Robe.

℣. Elle s'est employée aux choses fortes.

Prions.

SEIGNEUR Jesus, qui avez pris de la sainte Vierge la chair dont vous vous êtes revêtu, & qui avez reçu d'elle la Robe sans couture dont vous avez couvert votre sainte Humanité, faites-nous la grace, par l'interceffion de votre glorieuse Mere, qu'en recevant cette sacrée Tunique, qui est l'ouvrage de ses mains, nous méritions de recevoir des v tres la Robe de l'immortalité. Vous qui vivez &c. ℟. Ainsi soit-il.

A SEXTE.

O Dieu, venez à mon aide ! Hâtez-vous, Seigneur, de me secourir.

Gloire soit, &c. Louez le Seigneur.

Hymne.

SOus un vieux manteau d'écarlate,
Le Sauveur est traité de Roi,
Et chacun des Soldats éclate
Et blasphéme contre sa Loi.

Chantons des Cantiques céleftes
A la divine Humanité,
Qui reçoit ces honneurs funeftes,
Sous un vêtement emprunté.

Trinité que les Cieux t'adorent, &c.

(a) *Liv. I. des Rois, chap.* 2.

(a) *Antienne.* Il avoit ce nom écrit fur fa Robe & fur fa cuiffe ; le Roi des Rois , & le Seigneur des Seigneurs.

℣. Le Seigneur regne , il eft revêtu de gloire.

℟. Le Seigneur s'eft revêtu de force.

Prions.

SEIGNEUR , qui nous avez laiffé la mémoire de votre Paffion dans votre fainte Robe ; faites par votre grace que nous la révérions de telle forte , que participant à vos fouffrances, nous reffentions fans ceffe en nos ames les fruits de la rédemption que vous nous avez méritées : O Seigneur du monde, qui étant Dieu, vivez & regnez,&c.

℟. Ainfi foit-il.

A NONE.

O Dieu, venez à mon aide ! Hâtez-vous , Seigneur, de me fecourir.

Gloire foit, &c. Louez le Seigneur.

Hymne.

SUr le fommet de la Montagne ,
Où l'on mit le Sauveur en Croix ,
Sa Tunique fut la compagne
De ce trifte & funefte bois.
   Elle y renouvella les peines ,
Quand les bourreaux pleins de courroux ,
L'ôterent en r'ouvrant les veines
De fon corps déchiré de coups.
Trinité , que les Cieux t'adorent , &c.

(b) *Antienne.* Ils lui ôterent le manteau d'écarlate , & lui ayant remis fes habits.

(a) *Apoc.* 19.

(b) *S. Marc.* 15.

ils l'emmenerent pour le crucifier : & après
l'avoir crucifié , ils partagerent ses vêtemens , jettant au sort pour savoir ce que
chacun en auroit.

℣. Ils ont partagé entr'eux mes vêtemens.

℟. Et ils ont jetté ma Robe au sort.

Prions.

FAITES , ô Sauveur du monde , que par
votre sainte Robe que le Soldat eut au
sort, nous possedions par un sort plus heureux la gloire éternelle , vous qui étant
Dieu , vivez & regnez, &c. Ainsi soit-il.

A VESPRES.

O Dieu, venez à mon aide ! Hâtez-vous ,
Seigneur, de me secourir.

Gloire soit , &c. Louez le Seigneur.

Antienne. Ils le prioient de leur permettre de toucher seulement le bord de sa
Robe.

Pseaume 6.

AYEZ pitié de moi , Seigneur, car je
languis de foiblesse : guérissez-moi,
Seigneur , parce que mes os sont ébranlés.

Mon ame est toute saisie de trouble, mais
vous, Seigneur , jusques-à quand retarde-
rez-vous à me secourir ?

Seigneur , tournez-vous vers moi , &
délivrez mon ame : guérissez-moi par votre
miséricorde.

Gloire soit au Pere , & au Fils , &c.

Antienne. Ils le prioient de leur permettre
de toucher seulement le bord de sa Robe.

Ant. Tous ceux qui le touchoient, étoient guéris.

Pseaume 145.

LE Seigneur rompt les liens des captifs ; le Seigneur ouvre les yeux des aveugles.

Le Seigneur redresse ceux qui sont brisés : le Seigneur aime les justes.

Le Seigneur gardera les étrangers : il soutiendra la veuve & l'orphelin, & renversera l'entreprise des méchans.

Gloire soit au Pere, & au Fils, &c.

Ant. Tous ceux qui le touchoient, étoient guéris.

Ant. Il sortoit de lui une vertu qui les guérissoit tous.

Pseaume 105.

LOUEZ le Seigneur parce qu'il est bon ; parce que sa miséricorde est éternelle.

Qui annoncera les miracles de Notre-Seigneur ? Qui publiera toutes ses louanges ?

Heureux ceux qui gardent les regles de la justice, & qui font en tout ce qui est juste.

Gloire soit au Pere, & au Fils, &c.

Ant. Il sortoit de lui une vertu qui les guérissoit tous.

Ant. C'étoit comme un baume précieux, qui de la tête descendoit jusques sur le bord de sa Robe.

Pseaume 132.

O Que c'est une chose excellente & agréable que des freres qui vivent ensemble dans l'union !

Cette union est semblable à cette excellente huile de parfum, qui de le tête defcend fur la barbe d'Aaron.

Qui découle enfuite jufques fur le bord de fa Robe : comme la rofée d'Hermon qui tombe fur la montagne de Sion.

Gloire foit au Pere, & au Fils, &c.

Ant. C'étoit comme un baume falutaire, qui de la tête defcendoit jufques fur le bord de fa Robe.

Petit Chapitre.

MEs freres, fur - tout revêtez-vous de la charité, qui eft le lien de la perfection.

℞. Rendons graces à Dieu.

Hymne.

ROBE d'un tiffu fans couture, Symbole de l'intégrité, Sacré portrait, vive peinture De l'indivifible unité.

Sois le refuge de l'Eglife, Sers-lui d'invincible rempart, Empêche qu'on ne la divife, Protege-là de toutes parts.

Trinité, que les Cieux t'adorent, &c.

(a) *Antienne.* Une femme qui avoit une perte de fang depuis douze ans, qui avoit dépenfé tout fon bien à fe faire traiter par les Médecins, fans qu'aucun d'eux l'eût pu guérir, s'approcha de Jefus par derriere, & toucha le bord de fa Robe : au même inftant fa perte de fang s'arrêta.

℣. Seigneur, guériffez mon ame,

℞. Parce que j'ai péché contre vous.

(a) *S. Luc.* 8.

Prions.

NOus vous fupplions , Seigneur, de recevoir nos vœux, & de faire, s'il vous plaît, que révérant votre fainte Robe; nous foyons délivrés de tous maux : & nous jouiffions de la paix & de l'union parfaite que vous nous avez méritée , vous qui vivez, &c. Ainfi foit-il.

A COMPLIES.

CONVERTISSEZ-NOUS , ô Dieu qui êtes notre falut : & détournez votre indignation de deffus nous.

O Dieu, venez à mon aide ! Hâtez-vous, Seigneur , de me fecourir.

Gloire foit , &c. Louez le Seigneur.

Pfeaume.

JE bénirai le Seigneur en tout temps , fa louange fera toujours en ma bouche.

Célébrez avec moi la magnificence du Seigneur , & joignons-nous enfemble pour glorifier fon faint Nom.

J'ai cherché le Seigneur, & il m'a exaucé; il m'a délivré de toutes mes afflictious.

Gloire foit , &c. Louez le Seigneur.

Petit Chapitre. Cantique d'Ifaïe , chap. 6.

LE Seigneur fera toute ma joie, mon ame fe réjouira en mon Dieu ; il m'a revêtu des vêtemens de falut : & il m'a revêtu du vêtement de juftice.

℟. Rendons graces à Dieu.

Hymne.

JESUS étant mort sans sa Robe.
Est couvert d'un linceul nouveau,
Qui dans son sein nous le dérobe,
Pour l'enfanter hors du tombeau.

Sauveur, vrai soleil de justice,
Luis sur nous pendant le sommeil,
Afin que, préservés du vice,
Tu nous trouve saints au réveil.

Trinité, que les Cieux t'adorent, &c.

(a) *Ant.* Sur le soir le soleil étant couché, tous ceux qui avoient des malades affligés de diverses maladies, les amenoient à Jesus.

Prions.

DEMEUREZ avec nous, Seigneur, vrai Soleil de Justice, afin qu'éloignés des ténébres du péché, nous méritions un jour d'entrer dans le repos éternel que vous avez préparé à ceux qui vous aiment. Vous qui vivez, & regnez, &c. ℞. Ainsi soit-il.

℣. Seigneur, écoutez ma priere.
℞. Et que mes cris s'élevent jusqu'à vous.
℣. Bénissons Dieu. ℞. Rendons-lui graces.

Bénédiction.

QUE le Seigneur Tout-Puissant & tout miséricordieux ; le Pere, le Fils, & le Saint-Esprit nous bénisse, & nous protege toujours. ℞. Ainsi soit-il.

(a) *S. Luc.* 4.

Les

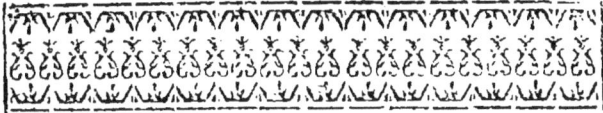

LES PRIERES

DE LA MESSE

DE LA

SAINTE ROBE.

INTROIT.

ILs m'ont confidéré & regardé : ils ont partagé mes vétemens , ils ont jetté ma Robe au fort.

Pfeaume. Mon Dieu , mon Dieu , regardez-moi : pourquoi m'avez-vous abandonné ? Le cri de mes péchés éloigne bien le falut de moi.

Gloire foit au Pere , &c.

Ils m'ont confidéré.

Seigneur , ayez pitié de nous , *trois fois.*

Jefus-Chrift, ayez pitié de nous, *trois fois.*

Seigneur , ayez pitié de nous , *trois fois.*

Prions.

DIEU Tout-Puiffant & éternel , qui pour donner au monde l'exemple d'une profonde humilité , avez voulu que votre Fils fe revètit de votre chair , fouffrit la mort

B

de la Croix , & qui avez aussi permis que sa Robe sans couture fût jettée au sort : accordez-nous par votre grace , qu'imitant son humilité & sa patience , nous méritions d'être au jour de la Résurrection revêtus avec vos Saints ; de la Robe celeste & du vêtement de l'immortalité. Par le même Jesus-Christ, qui étant Dieu, vit & regne avec vous en l'unité du Saint-Esprit , par tous les siecles des siecles. ℞. Ainsi soit-il.

Lecture du Prophéte Isaie. Chap. 63.

QUI est celui qui vient d'Edom , qui vient de Bosra avec sa Robe teinte de rouge , qui éclate dans la beauté de ses vêtemens , & qui marche avec une force toute-puissante ? C'est moi dont la parole est la parole de Justice, qui vient pour défendre & pour sauver. Pourquoi donc votre Robe est-elle toute rouge ! Et pourquoi vos vêtemens sont-ils comme les habits de ceux qui foulent le vin dans le pressoir ? J'ai été seul à fouler le vin , sans qu'aucun homme d'entre tous les peuples fût avec moi. Je les ai foulé dans ma fureur: je les ai foulé aux pieds dans ma colere, & leur sang a rejailli sur ma Robe, & tous mes vêtemens en sont tachés ; car j'ai dans mon cœur le jour de la vengeance : le temps de racheter les miens est venu.

℞. Rendons graces à Dieu.

Graduel.

LA Tunique étoit fans couture, d'un feul tiffu, depuis le haut jufqu'en bas.

℣. Ne la coupons point, mais jettons au fort à qui l'aura.

℞. Ils ont partagé mes vêtemens & ils ont jetté ma Robe au fort.

Louez le Seigneur, louez le Seigneur.

Après la Septuagefime. Trait.

MOn Dieu, mon Dieu, regardez-moi ; pourquoi m'avez-vous abandonné ?

Tous ceux qui m'ont vu fe font mocqués de moi ; ils ont parlé de moi dans leurs difcours, & ils ont fecoué leur tête.

Ils m'ont confidéré & regardé ; ils ont partagé mes vêtemens, & ils ont jetté ma Robe au fort.

Au temps de Pâques.

LOuez le Seigneur, louez le Seigneur, ℣. Pendant que Jefus prioit fur la Montagne, fon vifage parut tout autre ; & fa Robe devint blanche & toute éclatante de lumiere. Louez le Seigneur.

Ils ont partagé mes vêtemens, & ils ont jetté ma Robe au fort. Louez le Seigneur.

Au jour de la Tranflation.

LOuez le Seigneur. ℣. O Tunique fans couture ! Vêtement très-précieux par lequel chacun reçoit des graces, & fe fortifie dans l'efpérance de fon falut, éloi-

B ij

gnez de nous les obstacles qu'y apporte le démon, la chair & le monde; afin que par votre moyen nous soyons exempts de tous péchés.

Louez le Seigneur. ℣. Chantons avec joie des louanges en l'honneur de Dieu, dans la Fête de la Translation de la Robe sans couture, puisqu'elle augmente en nous l'espérance du salut, qu'elle nous rend la santé, & qu'elle fortifie la vue: aussi a-t-elle été la compagne de le Croix. Louez le Seigneur.

Prose.

A Ton Sauveur, Peuple fidele,
Chante une louange éternelle,
Pour son vêtement précieux.

Tous les démons tu pourrois vaincre,
Si la foi te pouvoit convaincre
Que c'est l'habit du Roi des Cieux.

C'est la Tunique sans couture,
Que la Vierge, Mere très-pure
A faite de ses propres mains.

Son Fils en couvrit sa chair tendre,
Jusqu'au jour qu'on lui fit répandre
Le sang qui sauva les humains.

O vêtement inestimable,
Qui d'une maniere ineffable
Croissoit autant que le Sauveur!

Il s'en est servi sans le rompre,
Et les temps ne l'ont pu corrompre,
Depuis cette insigne faveur.

Les Soldats prirent ce saint gage,
Et n'en firent aucun partage,
Mais ils le jetterent au sort.

Sans le favoir, ils accomplirent
Ce que les Prophétes prédirent
De ce Dieu qu'ils mettoient à mort.
    Charlemagne enfin le retire
Des lieux où, fous un dur empire,
Gémit à préfent le Chrétien.
    Pour lors cet habit, dans la France
Fit connoître par fa puiffance,
Qu'il en eft le plus fort foutien.
    Argenteuil eft l'heureufe Ville
Où Dieu, comme dans un afyle,
Veut que l'on garde ce Tréfor.
    Là les dévôts, dans leurs miferes,
Reçoivent des biens falutaires,
Beaucoup plus précieux que l'or.
    Mais pendant une longue guerre,
Dans le fein d'un mur on le ferre,
Et le temps le met en oubli.
    Enfuite on y voit des miracles ;
Un faint Moine entend des oracles,
Et l'y retrouve enfeveli.
    La preuve de cette merveille
Eft l'imprudence fans pareille
D'un foldat tout prêt d'en couper.
    Pour fa faute un grand mal l'afflige,
Il s'en repent à ce prodige,
Et Dieu ceffe de le frapper.
    Ainfi fans douter de l'hiftoire,
Croyons que la Reine de gloire
A fait cette Robe à fon Fils.
    Que nul Chrétien ne s'en défende
Mais que plutôt il en attende
Des faveurs qui n'ont point de prix.
    Afin que fa Robe mortelle
Lui foit changée en immortelle,
                            B iij

Aux nôces du Célefte Epoux.
  Où, le conduifant, qu'il lui donne
Une triomphante Couronne,
Et part aux plaifirs les plus doux.
  Ainfi foit-il.

Suite de l'Evangile felon S. Jean. Chap. 19.

EN ce temps-là les Soldats ayant crucifié Jefus, prirent fes vêtemens & les
diviferent en quatre parts, une pour chaque foldat. Ils prirent auffi fa Tunique;
& comme elle étoit fans couture & d'un
feul tiffu depuis le haut jufqu'en bas, ils
dirent entr'eux : ne la coupons point, mais
jettons au fort à qui l'aura, afin que cette
parole de l'Ecriture fût accomplie : ils ont
partagé entr'eux mes vêtemens, & ils ont
jetté ma Robe au fort. Voilà ce que firent les foldats.

Offertoire.

LES Soldats du Gouverneur lui ayant
ôté le manteau d'écarlate, ils lui re-
mirent fes habits & ils l'emmenerent au
Calvaire, où, l'ayant crucifié, ils partagerent fes vêtemens, les jettant au fort.
Louez le Seigneur.

Oraifon qui fe dit tout bas.

NOus vous fupplions, Seigneur, de
recevoir cette oblation, & de faire,
s'il vous plait, que nous jouiffions de

l'union parfaite que la Robe sans couture
de votre Fils nous figure dans ce Mystere.
Par le même Jesus-Christ qui vit & regne
avec vous, &c.

Communion.

APRÈS s'être joués de lui, ils lui ôterent le manteau d'écarlate, & lui re-
mirent ses habits. Louez le Seigneur.

Post-communion.

ASSISTEZ-NOUS, Seigneur nôtre Dieu,
afin que par ces vénérables Mysteres
qui représentent la Passion de votre Fils
dans laquelle il a été dépouillé de ses vêtemens, nous soyons purifiés de tous vices,
& préservés de tous dangers. Par le même
Jesus-Christ qui vit & regne avec vous, &c.

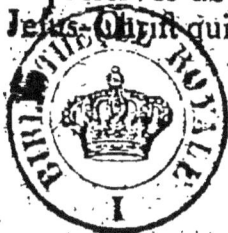

FIN.

BULLE

Dès indulgences accordées par Notre Saint Pere le Pape Innocent X à la Confrérie de la Sainte Robe de Notre-Seigneur Jefus-Chrift, inftituée au Prieuré Conventuel de Notre-Dame d'Argenteuil.

INNOCENT, Evêque, Serviteur des Serviteurs de Dieu : A tous les Fideles Chrétiens qui ces préfentes Lettres verront, Salut & Bénédiction Apoftolique. Confidérant la fragilité de notre nature mortelle, la condition du genre humain, & la févérité du Jugement dernier, Nous defirons avec ardeur que tous les Fideles le préviennent par de bonnes œuvres & de ferventes prieres ; afin que par ce moyen ils puiffent obtenir plus facilement la rémiffion de leurs péchés, & fe rendre dignes des récompenfes de la félicité éternelle.

Ayant donc appris qu'en l'Eglife du Prieuré Conventuel de Notre - Dame d'Argenteuil, Ordre de S. Benoît, Diocèfe de Paris, il y a une pieufe & dévote Confrérie de Fidéles Chrétiens de l'un & de l'autre fexe ; (non pas toutefois d'un même art) canoniquement inftituée fous le titre de la Tunique fans couture de N. S. Jefus-Chrift, à la louange de Dieu Tout-puiffant, pour le falut des ames, & le fecours du prochain ; de laquelle les Confreres nos chers enfans ont accoutumé de s'exercer en plusieurs bonnes actions de piété. Or, afin que la Confrérie reçoive de jour en jour de plus grands accroissemens spirituels, nous confiant en la miséricorde du même Dieu tout-puissant, & sous l'autorité de ses bienheureux Apôtres saint Pierre & saint Paul, Nous accordons à perpétuité Indulgence pléniere & rémission de tous péchés en général & en particulier, à tous & chacun des fidéles Chrétiens de l'un & l'autre sexe vraiment repentans & confessés, qui seront admis ci-après en la susdite Confrérie, pour le premier jour de leur entrée, s'ils reçoivent le Très-Saint Sacrement de l'Eucharistie.

Nous accordons les mêmes Indulgences à tous les Confreres qui sont & seront ci-après de ladite Confrérie, lesquels en quelque lieu que ce soit qu'ils décédent, étant vraiment repentans, confessés & repus de la sacrée Communion (si cela se peut) invoqueront de cœur, s'ils ne le peuvent de bouche, le saint Nom de Jesus à l'article de leur mort.

Nous concedons encore les mêmes indulgences à tous lesdits Confreres pareillement pénitens, confessés & communiés, qui visiteront dévotement tous les ans la susdite Eglise en la Fête de l'Invention de la Sainte Croix, depuis les premieres Vêpres jusqu'au Soleil couché de ladite Fête, & là, prieront Dieu pour l'exaltation de notre Mere la sainte Eglise, l'extirpation des hérésies, la conversion des Infideles, l'union des Princes Chrétiens, & pour le salut du Souverain Pontife Romain.

En outre Nous accordons aux mêmes Confreres vraiment repentans, confeſſés & communiés, qui viſiteront tous les ans avec dévotion la ſuſdite Egliſe au jour de l'Invention du Corps de ſaint Denis, qui ſe célébre ordinairement au mois d'Avril, à la ſeconde Férie de la Pentecôte, à la Fête de l'Exaltation de ſainte Croix, & encore en un autre jour, *ſavoir le jour de l'Aſcenſion*,) qui ſera choiſi par leſdits Confreres, & approuvé par l'Ordinaire du lieu [hors la Fête de Pâques toutefois] qui étant une fois déterminé, ne pourra plus être changé ; & prieront ainſi qu'il eſt porté ci-deſſus, ſept années d'Indulgences & autant de quarantaines à chacun des quatre jours ſuſdits.

Enfin nous leur relâchons miſéricordieuſement en N. S. par la même autorité & teneur que deſſus, ſoixante jours des pénitences qui leur auroient été enjointes, ou auſquelles ils ſeroient obligés en quelque façon que ce ſoit, toutes les fois qu'ils aſſiſteront aux divins Offices, ou bien aux Aſſemblées, ſoit publiques ou particulieres de cette Confrérie, pour exercer quelque bonne œuvre, ou accompagneront le très-ſaint Sacrement, quand il eſt porté à quelque malade ; ou bien étant empêchés, ſe mettant à genoux lorſqu'ils entendront ſonner la cloche pour ce ſujet, reciteront une fois l'Oraiſon Dominicale & la Salutation Angélique pour le même malade, ou bien aſſiſteront aux Proceſſions commandées par l'Ordinaire, ou aux Enterremens deſdits défunts ; logeront les pauvres Pélerins, réconcilieront les ennemis, rameneront quelques dévoyés au chemin du salut, enseigneront aux ignorans les Commandemens de Dieu ou autres choses nécessaires à salut, ou reciteront cinq fois les susdits *Pater* & *Ave* pour les Ames des Confreres de ladite Confrérie, décédés en la grace de Notre-Seigneur.

Or si ladite Confrérie est aggrégée, ou si elle vient ci-après à s'aggréger à quelque principale Confrérie, ou lui être ûnie en quelque autre maniere, pour gagner ou participer à ses Indulgences ; ou si elle vient à être autrement instituée en quelque façon que ce soit, Nous voulons que les premieres Lettres & toutes autres obtenues à cette fin ne lui puissent aucunement servir, mais que dès-lors & de fait elles soient entierement nulles. Et même si Nous avions déja accordé ausdits Confreres, à raison de ce que dessus, ou autrement, quelque indulgence perpétuelle, ou à certain temps non encore expiré, que les présentes Lettres n'ayent aucune force ni valeur. Donné à Rome à Sainte Marie Majeure, l'an de l'Incarnation de Notre-Seigneur 1653, le cinquieme des Ides de Juillet, & de nôtre Pontificat le neuvieme. *Signé*, Alamanus, L. Holstenius, J. Raggius ; & sur le repli. *Visa*, P. Ciampinus, Habram, lib. 11. fol. 588. au dos, *Registrata in Secretariâ Apostolicâ*, & icellée en plomb avec soie, J. RAGGIUS.

Monseigneur l'Illustrissime & Reverendissime Pere en Dieu JEAN FRANÇOIS DE GONDY, *par la grace de Dieu & du Saint Siege Aposto-*

lique Archevêque de Paris, ayant vu les Présentes, a permis la publication d'icelles dans son Eglise Métropolitaine & autres Eglises, tant de la Ville que du Diocèse de Paris. Fait à Paris l'an de Notre-Seigneur 1653, le 23 Août. Signé, BAUDOUIN.

Les jours destinés pour l'Indulgence plénière sont,

Le jour de l'entrée de chaque Confrere, & à l'article de la mort.
Le jour de l'Invention de sainte Croix.

Les jours de l'Indulgence non pleniere sont,

La Fête de l'Invention du Corps de Saint Denis, le jour de l'Ascension de Notre-Seigneur, la seconde Férie de la Pentecôte, & l'Exaltation de sainte Croix.

APPROBATION.

J'Ai lû par ordre de Monseigneur le Vice-Chancelier, l'*Histoire abregée* & l'*Office de la sainte Robe*. A Paris, ce 14 Mars 1768.

ADHENET, Docteur
& Bibliothécaire de Sorbonne.

Le Privilege se trouvera tout au long à la fin de l'Histoire.

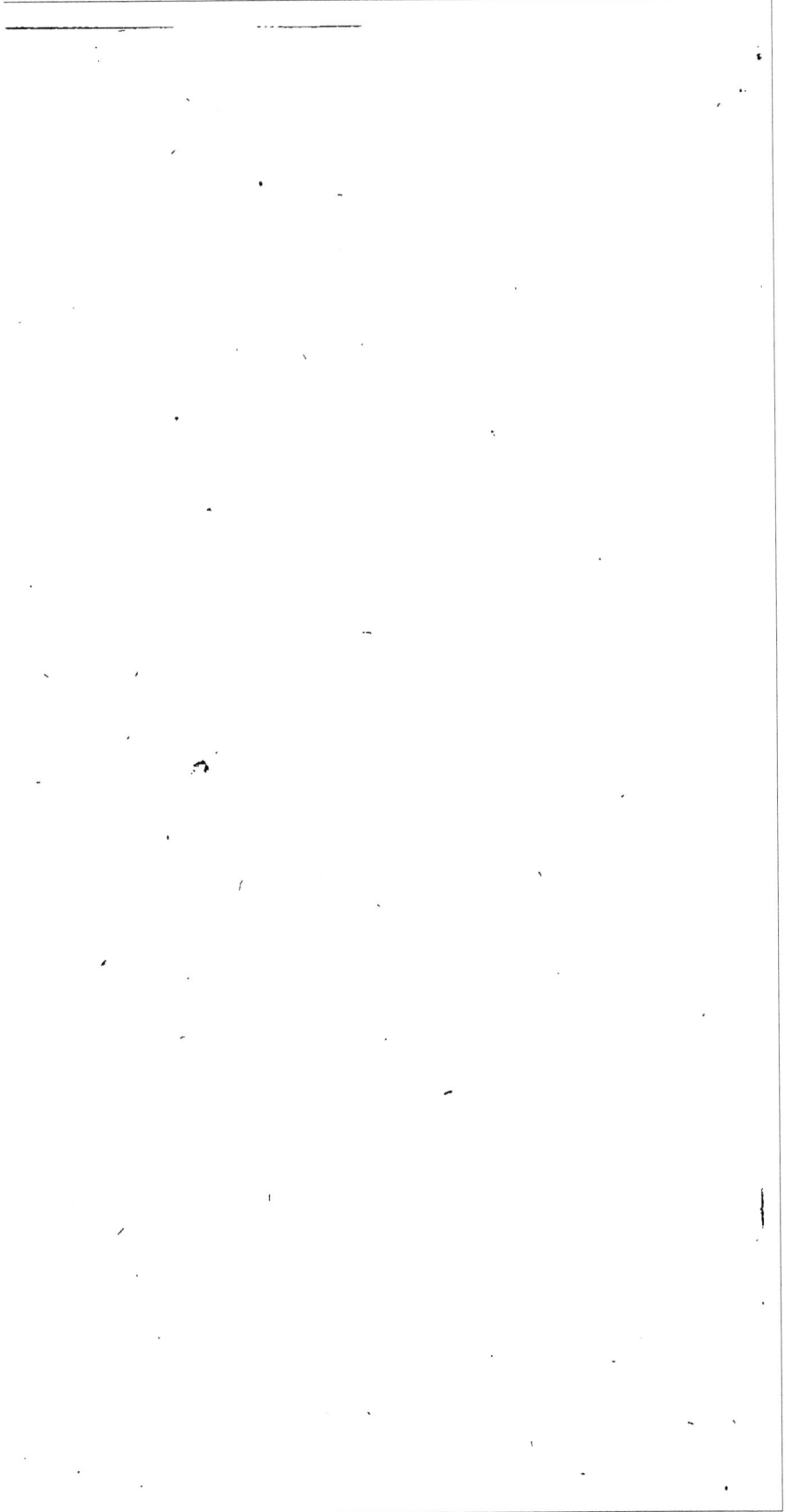

www.ingramcontent.com/pod-product-compliance
Lightning Source LLC
Chambersburg PA
CBHW070921210326
41521CB00010B/2274